Die gastroenterologischen Fibeln werden herausgegeben von
S. Müller-Lissner und H. R. Koelz

Weitere Bände zu den Themen Leber, Galle, Kolon sind in Vorbereitung

C. Niederau, P. G. Lankisch
S. Müller-Lissner

Fibel der gastroenterologischen Funktionsdiagnostik

Springer-Verlag
Berlin Heidelberg New York
London Paris Tokyo
Hong Kong Barcelona
Budapest

Prof. Dr. C. Niederau
Medizinische Klinik und Poliklinik
Klinik für Gastroenterologie
Heinrich-Heine-Universität Düsseldorf
Moorenstraße 5
40225 Düsseldorf

Prof. Dr. P. G. Lankisch
Medizinische Abteilung
Städtisches Krankenhaus
Bögelstr. 1
21339 Lüneburg

Prof. Dr. S. Müller-Lissner
Klinik für Innere Medizin
Krankenhaus Weißensee
Schönstraße 85–91
13086 Berlin

ISBN-13:978-3-540-57474-3

Die Deutsche Bibliothek – CIP-Einheitsaufnahme
Fibel der gastroenterologischen Funktionsdiagnostik / C. Niederau ... [Hrsg. von
S. Müller-Lissner und H.R. Koelz]. – Berlin ; Heidelberg ; New York ; London ;
Paris ; Tokyo ; Hong Kong ; Barcelona : Springer, 1994
ISBN-13:978-3-540-57474-3   e-ISBN-13:978-3-642-85052-3
DOI: 10.1007/978-3-642-85052-3

NE: Claus Niederau

Das Werk ist urheberrechtlich geschützt. Die dadurch begründeten Rechte, insbesondere die der Übersetzung, des Nachdrucks, des Vortrags, der Entnahme von Abbildungen und Tabellen, der Funksendung, der Mikroverfilmung oder der Vervielfältigung auf anderen Wegen und der Speicherung in Datenverarbeitungsanlagen, bleiben, auch bei nur auszugsweiser Verwertung, vorbehalten. Eine Vervielfältigung dieses Werkes oder von Teilen dieses Werkes ist auch im Einzelfall nur in den Grenzen der gesetzlichen Bestimmungen des Urheberrechtsgesetzes der Bundesrepublik Deutschland vom 9. September 1965 in der jeweils geltenden Fassung zulässig. Sie ist grundsätzlich vergütungspflichtig. Zuwiderhandlungen unterliegen den Strafbestimmungen des Urheberrechtsgesetzes.

© Springer-Verlag Berlin Heidelberg 1994

Die Wiedergabe von Gebrauchsnamen, Handelsnamen, Warenbezeichnungen usw. in diesem Werk berechtigt auch ohne besondere Kennzeichnung nicht zu der Annahme, daß solche Namen im Sinne der Warenzeichen- und Markenschutz-Gesetzgebung als frei zu betrachten wären und daher von jedermann benutzt werden dürften.

Produkthaftung: Für Angaben über Dosierungsanweisungen und Applikationsformen kann vom Verlag keine Gewähr übernommen werden. Derartige Angaben müssen vom jeweiligen Anwender im Einzelfall anhand anderer Literaturstellen auf ihre Richtigkeit überprüft werden.

Satz: RTS Wiesenbach
23/3130 – 5 4 3 2 1 0 – Gedruckt auf säurefreiem Papier

Vorwort

Die Fibel der gastroenterologischen Funktionsdiagnostik richtet sich – wie die vorausgegangenen Fibeln – an den praktisch tätigen Arzt. Wir haben versucht, die wichtigsten Funktionsuntersuchungen in gedrängter Form und leicht verständlich darzustellen. Das Wesentliche sollte aus den Grafiken ersichtlich sein; die kurzen Texte sind als Legende zu verstehen.

Wir möchten Herrn Dr. H. Geerke (Wiesbaden) danken, der uns als wertvoller Berater zur Seite stand und die rasche Realisierung des Vorhabens ermöglicht hat.

Claus Niederau
Paul Georg Lankisch
Stefan Müller-Lissner

Inhaltsverzeichnis

Einleitung 1
Ösophagus 2
Übersicht 2
Untersuchungsmethoden des Ösophagus 3
Manometrie 4
Langzeit-pH-Metrie 5

Magen 8
Übersicht 8
Untersuchungsmethoden des Magens 9
Säuresekretionsanalyse 10
Gastrinbestimmung 12

Pankreas 14
Übersicht 14
Untersuchungsmethoden des Pankreas 15
Direkte Pankreasfunktionstests 16
Indirekte Pankreasfunktionstests 18

Dünndarm 22
Übersicht 22
Untersuchungsmethoden des Dünndarms 23
H_2-Atemtests (H_2-Laktose/Glukose-Atemtest) 24
D-Xylose-Test 26
Schilling-Test 26
Endogene α_1-Antitrypsin-Clearance 28

Kolon und Anorektum 30
Übersicht 30
Untersuchungsmethoden des Kolons und des Anorektums 31
Transitzeitmessung 32
Defäkographie 34
Manometrie 36
Elektromyographie (EMG) 36

Leber und Gallenwege 38
Übersicht 38
Untersuchungsmethoden der Gallenwege und der Leber 39
Child-Pugh-Einteilung 40
Quantitative Leberfunktionstests 42
Indocyaningrün-Test (ICG-Test) 42
Messung der Gallenblasenfunktion 44

Leitsymptome 46
Gewichtsverlust 46
Pharyngeale und retrosternale Beschwerden 48
Meteorismus und Flatulenz 50
Diarrhö 52
Obstipation 54
Ikterus 56

Literatur 59

Einleitung

Die rasche Fortentwicklung der endoskopischen und bildgebenden Techniken hat die Gastroenterologie in den vergangenen Jahren geprägt. Darüber wird oft vergessen, daß diese Techniken wenig über den Funktionszustand der Organe aussagen.

Es existiert eine Vielzahl aussagekräftiger gastroenterologischer Funktionsuntersuchungen, die zu wenig bekannt sind. Die meisten dieser Tests werden nur beim Spezialisten durchgeführt.

Ziel dieser Fibel ist es, die Prinzipien, Aussagen und Indikationen der bewährten Funktionsuntersuchungen darzustellen und ihren differentialdiagnostischen Einsatz anhand wichtiger gastroenterologischer Leitsymptome aufzuzeigen. Damit soll der praktisch tätige Arzt in die Lage versetzt werden, seine Patienten bei gegebener Indikation gezielt zu überweisen.

Ösophagus

Übersicht

Die Endoskopie ist bei der Suche nach Erkrankungen des Ösophagus unerläßlich. Die Röntgenuntersuchung mit Barium ist der Endoskopie bei der Erkennung von Funktionsstörungen (z. B. Achalasie, diffuser Spasmus) überlegen.

Die szintigraphische Messung des Ösophagustransits ist zwar zuverlässig, kann die verantwortliche Störung aber nicht charakterisieren und beeinflußt die Therapie selten.

Oberer Ösophagussphinkter

Funktionsstörungen des oberen Ösophagussphinkters lassen sich wegen des raschen Ablaufs seiner Aktivität am besten röntgenkinematographisch erfassen.

Tubulärer Ösophagus

Durch seine Peristaltik befördert er Speisen und refluierten Mageninhalt in den Magen. Abnorm starke, verlängerte oder nicht fortgeleitete Kontraktionen können zu retrosternalen Beschwerden und zur Dysphagie führen.

Unterer Ösophagussphinkter

Er verhindert durch seinen Ruhedruck den Reflux von Mageninhalt, erschlafft jedoch beim Schlucken, um die Speisen passieren zu lassen. Fehlendes Erschlaffen (Achalasie) führt zur Dysphagie, zu häufiges Erschlaffen oder stark erniedrigter Ruhedruck zu vermehrtem Reflux.

Untersuchungsmethoden des Ösophagus

- Endoskopie
- konventionelle Röntgenuntersuchung mit Barium
- Transitszintigraphie
- Röntgenkinematographie
- Manometrie
- Langzeit-pH-Metrie

Manometrie

Prinzip

Zur Messung der ösophagealen Druckabläufe werden mehrere Katheter zu einer Sonde von etwa 5 mm Durchmesser zusammengefaßt. Die Drücke werden von einem Druckwandler in elektrische Signale umgewandelt, verstärkt und auf einem Schreiber ausgegeben. Die Untersuchung wird ambulant durchgeführt und dauert etwa 30 min.

Aussage

Im tubulären Ösophagus lassen sich die Peristaltik, deren Kontraktionskraft sowie die Ausbreitungsgeschwindigkeit bestimmen. Zudem können abnorme, nichtperistaltische, zu starke oder zu schwache Kontraktionen erfaßt werden. Abnorm kräftige oder repetitive Kontraktionen sollten nur dann als Ursache von retrosternalen Schmerzen angesehen werden, wenn die Symptome und Befunde gleichzeitig auftreten. Es kann versucht werden, mit dem indirekten Cholinergikum Tensilon, das die Kontraktilität des Ösophagus erhöht, die Schmerzen zu provozieren. Das Fehlen der schluckreflektorischen Erschlaffung des unteren Ösophagussphinkters erlaubt die Diagnose „Achalasie", wenn eine Stenose (Striktur/Tumor) ausgeschlossen ist.
Die Druckmessung im unteren Ösophagussphinkter trägt wenig zur Diagnose der Refluxkrankheit bei, wenn auch extrem niedrige Drücke praktisch nur bei Refluxösophagitis registriert werden.

Indikationen

Die Manometrie ist indiziert bei Dysphagie nach Ausschluß einer organischen Stenose, einer Ösophagitis und einem Karzinom und bei Brustschmerz nach Ausschluß einer kardialen Ursache.

Bei Achalasie ist die Manometrie vor einer pneumatischen Kardiadehnung wünschenswert, vor allem in Frühstadien der Erkrankung. Manche hypomotilen Funktionsstörungen können zu einer Refluxkrankheit führen.

Da die gebräuchlichste Antirefluxoperation, die Fundoplikatio, bei Hypomotilität des tubulären Ösophagus zu einer Dysphagie führen kann, ist zur Operationsplanung eine Manometrie angezeigt.

Manometrie

Prinzip

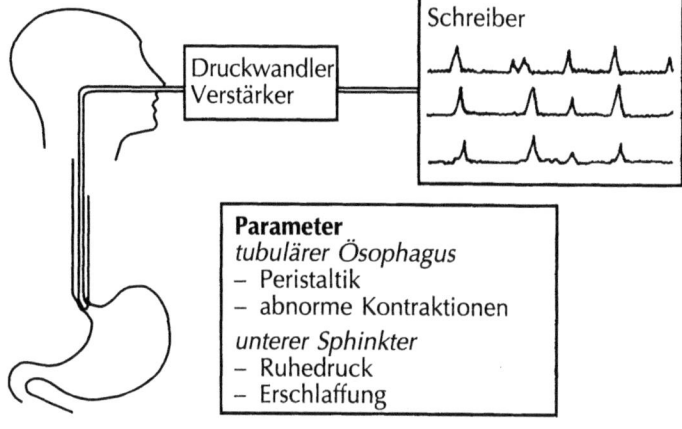

Parameter
tubulärer Ösophagus
– Peristaltik
– abnorme Kontraktionen
unterer Sphinkter
– Ruhedruck
– Erschlaffung

Indikationen

- Verdacht auf hypermotile Funktionsstörung
  (bei Dysphagie oder nichtkardialem Brustschmerz,
  z.B. diffuser Spasmus)
- Verdacht auf hypomotile Funktionsstörung
  (vor allem Achalasie, auch bei z.b. Sklerodermie,
  Strahlenschädigung)
- Gastroösophageale Refluxkrankheit präoperativ

Langzeit-pH-Metrie

Prinzip

Die Langzeit-pH-Metrie der Speiseröhre wird üblicherweise über 24 h durchgeführt. Der intraösophageale pH-Wert wird über eine kleine pH-Elektrode, die 5 cm oberhalb der Kardia liegt, kontinuierlich gemessen. Die pH-Werte werden mit einem batteriebetriebenen tragbaren Aufzeichnungsgerät gespeichert. Die Untersuchung wird ambulant durchgeführt und beeinträchtigt das normale Leben relativ wenig. Saure Speisen und Getränke erschweren die Interpretation (z.B. Cola, Fruchtsäfte).

Aussage

Der entscheidende Parameter ist die prozentuale Zeit, während der der pH-Wert kleiner als 4 ist. Dabei sollten die Zeiten mit aufrechter und liegender Körperposition getrennt berücksichtigt werden. Bei einigen Patienten kann auch ein physiologischer Reflux aufgrund erhöhter Sensibilität der Mukosa Beschwerden verursachen. Dies kann durch die zeitliche Übereinstimmung zwischen Reflux und Symptomen nachgewiesen werden.

Indikationen

Bei weniger als 50 % der Patienten mit einer Refluxkrankheit kann man endoskopisch eine Ösophagitis nachweisen. In diesen Fällen kann die pH-Metrie die Diagnose sichern. Beim Vorliegen typischer Symptome einer Refluxerkrankung ist eine pH-metrische Diagnostik in der Regel überflüssig. Darüber hinaus ist die pH-Metrie bei fehlendem Ansprechen auf die Therapie und bei Verdacht auf eine nächtliche Aspiration von Interesse.

Langzeit-pH-Metrie

I. Aufzeichnung

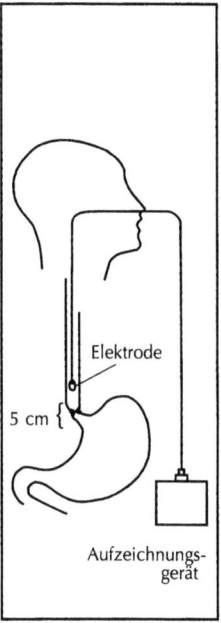

II. Auswertung

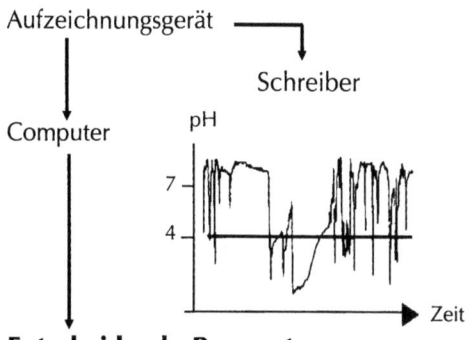

Entscheidende Parameter

prozentuale Zeit mit pH < 4
pathologisch: tags (aufrecht) > 8 %
und/oder nachts (liegend) > 3 %

oder

zeitliche Korrelation zwischen Reflux und Beschwerden
pathologisch: ≥ 3/4 der symptomatischen Ereignisse von Reflux begleitet

---

Indikationen

- Nachweis einer Refluxkrankheit bei negativer Endoskopie
- Verdacht auf nächtliche Aspiration

Magen

Übersicht

Endoskopie und Röntgen

Die Endoskopie soll den Funktionsuntersuchungen immer vorangehen. Der Röntgenuntersuchung mit Barium kommt heute nur noch ein geringer Stellenwert zu. Insbesondere ist sie nicht zur Untersuchung der Funktion (Sekretion, Entleerung) geeignet. Die szintigraphische Messung der Magenentleerung ist zwar zuverlässig, beeinflußt die Therapie aber selten.

Säuresekretionsmessung

Peptische Ulzera des Magens und Duodenums entstehen durch ein Ungleichgewicht zwischen aggressiven und defensiven Faktoren. Eine Störung der Schleimhautdefension durch eine chronische Gastritis (Helicobacter pylori) oder durch Antirheumatika ist häufiger als eine Steigerung der aggressiven Faktoren (Säure, Pepsin). Obwohl die Hemmung der Säuresekretion das am häufigsten angewandte Therapieprinzip beim Ulcusleiden geblieben ist, spielt die Messung der Säuresekretion heute nur noch eine Rolle in der Diagnostik und Therapie des Gastrinoms und in der Wirksamkeitskontrolle einer Vagotomie.

Magen-pH-Metrie

Mit denselben Geräten wie bei der Ösophagus-pH-Metrie (s. S. 6) ist eine Aufzeichnung des Magen-pH möglich. Bisher wurden jedoch keine klinisch relevanten Normwerte erstellt. Mit der pH-Metrie kann man einfach und sicher die Wirksamkeit einer medikamentösen Säureblockade überprüfen.

Gastrin

Gastrin wird vor allem durch Eiweiß und durch hohe pH-Werte aus den G-Zellen des Magenantrums freigesetzt. Es stimuliert die Säuresekretion der Parietalzellen. Niedriges pH im Magen hemmt die Gastrinausschüttung (negativer Regelkreis).

Gastrin-sezernierende Tumoren sind meist außerhalb des Magens (z.B. im Pankreas) gelegen. Sie führen zu einer massiven Säuresekretion mit einer schweren Ulkuskrankheit (Zollinger-Ellison-Syndrom).

Untersuchungsmethoden des Magens

- Endoskopie (ggf. mit Biopsie)
- Röntgenuntersuchung mit Barium
- Säuresekretionsmessung
- Magen-pH-Metrie
- Serumgastrinbestimmung
- szintigraphische Entleerungsmessung

Säuresekretionsanalyse

Prinzip

Am nüchternen Patienten wird über eine Magensonde der Magensaft gesammelt. H_2-Blocker müssen 2 Tage, Protonenpumpenblocker mindestens 1 Woche zuvor abgesetzt werden. Nach einer Basalperiode wird eine Scheinfütterung, die die Sekretion vorwiegend über den N. vagus stimuliert, durchgeführt. Dieser Teil des Tests dient vorwiegend zur Wirksamkeitskontrolle einer Vagotomie. Schließlich wird die Sekretion durch Pentagastrin maximal stimuliert. Die Sekretionsraten werden durch Titration der Aspirate bestimmt.

Aussage und Indikation

Eine deutlich erhöhte Basalsekretion in Verbindung mit geringer Stimulierbarkeit durch Pentagastrin weist auf ein Zollinger-Ellison-Syndrom hin. Die Messung der Basalsekretion dient auch zur Steuerung der antisekretorischen Therapie beim inoperablen Gastrinom.

Zur Qualitätskontrolle der Vagotomie sollte eine Sekretionsanalyse präoperativ und 10 Tage nach der Operation durchgeführt werden.

Ein Ausbleiben der Säuresekretion nach Pentagastrin beweist eine Achlorhydrie (z.B. bei atrophischer Gastritis).

Prinzip

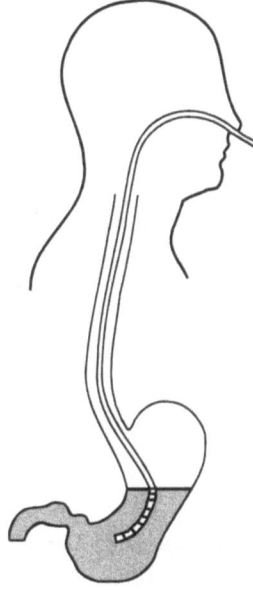

Pumpe

Sekretionsraten
- Basal (BAO)
- nach Scheinfütterung (vagale Stimulation, SAO),
- nach Pentagastrin (Gipfelsekretion, PAO).

Entscheidende Parameter
- Verdacht auf Gastrinom BAO > 60 % des PAO;
- nach Vagotomie:
  - Sekretionsraten um > 50 % reduziert,
  - SAO < 10 % des PAO.

Indikationen

- Erhöhter Serumgastrinspiegel
- Vor und nach ulkuschirurgischen Eingriffen
- Therapieeinstellung bei Gastrinom

BAO = „basal acid output"
SAO = „sham feeding induced acid output"
PAO = „pentagastrin stimulated acid output"

Gastrinbestimmung

Gastrinserumkonzentration

Die Gastrinkonzentration im Serum des nüchternen Patienten wird mittels Radioimmunoassay gemessen. H_2-Blocker müssen 2 Tage, Protonenpumpenblocker mindestens 1 Woche zuvor abgesetzt werden. Eine großzügige Indikationsstellung ist erforderlich, um Gastrinome in einem frühen Stadium zu erfassen. Eine Hypergastrinämie ist nur bei erhaltener Säuresekretion ein Hinweis auf ein Gastrinom.

Sekretintest

Sekretin hemmt die Gastrinausschüttung aus der normalen G-Zelle, führt aber zu einer abnormen Freisetzung aus einem Gastrinom.

Provokationsmahlzeit

Bei antraler G-Zell-Überfunktion führt die standardisierte Provokationsmahlzeit zu einem abnormen Anstieg des Serumgastrins, nicht aber bei einem Gastrinom.

Gastrinbestimmung

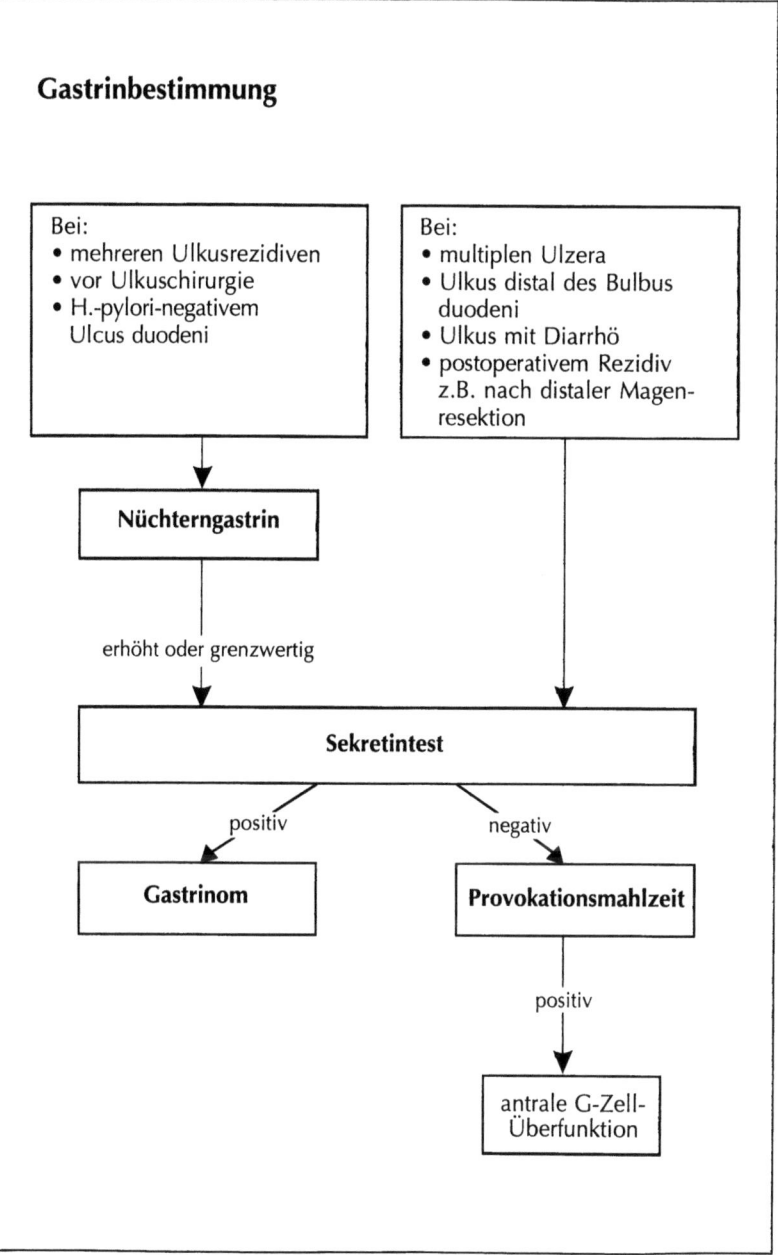

Pankreas

Übersicht

Bildgebende Verfahren

Als bildgebendes Verfahren ist die Sonographie (Verkalkungen, Zysten, Organvergrößerung, Gangerweiterungen) bei der Suche nach Erkrankungen des Pankreas unerläßlich. Wenn die sonographische Untersuchung des Pankreas nicht zu einem eindeutigen Ergebnis führt, können eine Pankreaszielaufnahme (Verkalkungen), eine Computertomographie (Verkalkungen, Zysten, Organvergrößerung, Gangerweiterungen) und/oder eine endoskopisch retrograde Cholangio-Pankreatikographie (ERCP) (Gangveränderungen) eine weitere Klärung bringen.

Die Untersuchungsergebnisse sagen aber nichts über den Funktionszustand der Drüse aus.

Funktionsuntersuchungen

Hauptursache einer exokrinen Pankreasinsuffizienz ist die chronische Pankreatitis, weitere Ursachen sind z. B. Pankreastumoren und die Mukoviszidose. Ein normaler Pankreasfunktionstest schließt eine pankreatogene Diarrhö aus.

Die „direkten" Tests der exokrinen Pankreasfunktion (Sekretin-Pankreozymin-Test, Lundh-Test) messen mittels einer Duodenalsonde die in das Duodenum sezernierten Pankreasenzyme und das Bikarbonat. Die „indirekten", sondenlosen Funktionstests spiegeln die exokrine Sekretionsleistung nur mittelbar durch Messung von Abbauprodukten der Enzyme (Pancreolauryltest, Peptid-PABA-Test) bzw. durch Enzymmessungen im Stuhl (z. B. Chymotrypsin) wider.

Da im Verlauf einer chronischen Pankreatitis häufig ein sekundärer Diabetes mellitus auftritt, sind frühzeitig endokrine Funktionstests indiziert.

Untersuchungsmethoden des Pankreas

Bildgebende Verfahren

- Sonographie
- Pankreaszielaufnahme
- abdominelle Computertomographie
- ERCP

Funktionsuntersuchungen

Exokrine Funktionstests

Direkte Verfahren:
– Sekretin-Pankreozymin-Test
– Lundh-Test

Indirekte Verfahren:
– Pancreolauryltest
– Chymotrypsinbestimmung im Stuhl
– Quantitative Stuhlfettanalyse

Endokrine Funktionstests

– Nüchternblutglukose
– HBA1c
– oraler Glukosetoleranztest

Direkte Pankreasfunktionstests
Sekretin-Pankreozymin-Test/Lundh-Test

Prinzip

Beim Sekretin-Pankreozymin-Test erfolgt die Stimulation des exokrinen Pankreas durch die intravenöse Injektion der Hormone Sekretin und Pankreozymin-Cholezystokinin (CCK) bzw. Caerulein, beim Lundh-Test durch eine Testmahlzeit. Das Sekret wird über eine Duodenalsonde gesammelt und analysiert.

Verdauungsenzyme sind 3 Tage vor der Untersuchung abzusetzen.

Aussage

Der Sekretin-Pankreozymin-Test gilt als Goldstandard zur Beurteilung der exokrinen Pankreasfunktion. Er ist insbesondere bei der leichten exokrinen Pankreasinsuffizienz den indirekten Untersuchungsverfahren deutlich überlegen.

Der Lundh-Test hat sich international nicht durchgesetzt.

Bei chronischer Pankreatitis kommt es in der Regel zunächst zu einer Einschränkung der Enzymsekretion und später zu einer Verminderung der Bikarbonatsekretion.

Ein geringgradig pathologischer Test kann auch bei nicht-pankreatischen Erkrankungen beobachtet werden (Sprue, Malnutrition).

Prinzip

```
Stimulation durch
  │
  ▼
Probemahlzeit (Lundh-Test)
  │
 oder
  ▼
Sekretin + CCK/Caerulein
intravenös/per infusionem
```

Direkte Sekretionsmessung von
- Bikarbonat
- Enzymen

Indikationen

- Verdacht auf chronische Pankreatitis
- Verdacht auf exokrine Pankreasinsuffizienz bei anderen Erkrankungen

Indirekte Pankreasfunktionstests

Pancreolauryltest

Prinzip

Spaltung einer oral mit einem Frühstück verabreichten Testsubstanz (Fluoreszein-Dilaurat) durch pankreasspezifische Arylesterasen in Laurinsäure und Fluoreszein, das im Urin ausgeschieden wird und meßbar ist. Um die individuelle Resorption und Ausscheidung des Patienten zu berücksichtigen, wird 2 Tage nach dem Testtag die Untersuchung mit dem Spaltprodukt Fluoreszein wiederholt (Kontrolltag).

Aus der Farbstoffausscheidung am Test- (T) und Kontrolltag (K) wird der T/K-Quotient ermittelt. Der Test ist nur bei ausreichender Urinproduktion und exakter Urinsammlung auswertbar.

Falsch-normale Testergebnisse können bei leichter exokriner Pankreasinsuffizienz, falsch-pathologische nach Billroth-II-Magenresektion, bei Gallenwegs- und entzündlichen Darmerkrankungen gemessen werden. Ein normaler Test schließt eine pankreatogene Ursache von Diarrhöen mit großer Wahrscheinlichkeit aus.

Aussage

T/K-Quotient	Exokrine Pankreasfunktion
> 30	normal
20–30	Grenzwert (Verlaufsbeobachtung)
< 20	eingeschränkt

Prinzip

Fluoreszeindilaurat
(farblos, nicht resorbierbar)
+ Standardfrühstück

pankreasspezifische
Cholesterinesterase

Spaltung

Fluoreszein
(farbig,
wasserlöslich)
+ Dilauryl

Labor
– Volumenbestimmung
– Photometrische Messung

Exkretion
(10 h
Sammelurin)

Indikationen
- Unklare Diarrhö/Steatorrhö, chronische Pankreatitis
- Mukoviszidose

Chymotrypsinbestimmung im Stuhl

Prinzip. Chymotrypsin wird nach Nahrungsaufnahme vom Pankreas in das Duodenum sezerniert und spaltet dort die Nahrungseiweiße. Ein geringer Teil (etwa 0,5 %) des aktiven Enzyms wird im Stuhl ausgeschieden und ist photometrisch nachweisbar. Da bei eingeschränkter Pankreassekretion im Stuhl reduzierte Chymotrypsinkonzentrationen gefunden werden, spiegelt die Enzymmessung die Pankreassekretion indirekt wider. Verdauungsenzyme sind 3 Tage vor der Untersuchung abzusetzen.

Aussage

Chymotrypsin	Pankreassekretion
> 6 U/g	normal
3–6 U/g	Grenzwert (Verlaufsbeobachtung)
< 3 U/g	eingeschränkt

Falsch-normale Testergebnisse können bei leichter bis mäßiger exokriner Pankreasinsuffizienz, falsch-pathologische bei nicht pankreatogener Diarrhö, Z. n. Billroth-II-Resektion des Magens, Sprue, stark reduzierter oder eiweißarmer Nahrungsaufnahme (z.b. Anorexia nervosa, Tumorkachexie) und bei komplettem Verschlußikterus gemessen werden. Ein normaler Test schließt eine pankreatogene Ursache von Diarrhöen weitgehend aus.

Quantitative Stuhlfettanalyse

Prinzip. Quantitative Bestimmung der freien Fettsäuren sowie der Fettsäureester im Stuhl, der unter einer Fettzufuhr von 100 g/Tag über 72 h in 3 Fraktionen zu je 24 h gesammelt und dann analysiert wird.

Verdauungsenzyme sind 3 Tage vor der Sammelperiode abzusetzen.

Aussage. Eine tägliche Stuhlfettausscheidung von < 7 g/Tag ist normal, bei > 7 g/Tag besteht eine Steatorrhö. Eine relevante Steatorrhö ist in der Regel mit einem erhöhten Stuhlgewicht verbunden. Der Erfolg einer Pankreasenzymsubstitution zeigt sich an der Zunahme des Körpergewichts und am Rückgang der Diarrhö, eine Objektivierung ist durch die Stuhlfettanalyse möglich. Eine Steatorrhö weist eine Maldigestion oder eine Malabsorption nach, hilft aber nicht bei der Differenzierung der verschiedenen pankreatogenen oder intestinalen Ursachen. Neben der chronischen Pankreatitis ist die Sprue eine häufige Ursache der Steatorrhö.

Pankreassekretion und Stuhlfettausscheidung

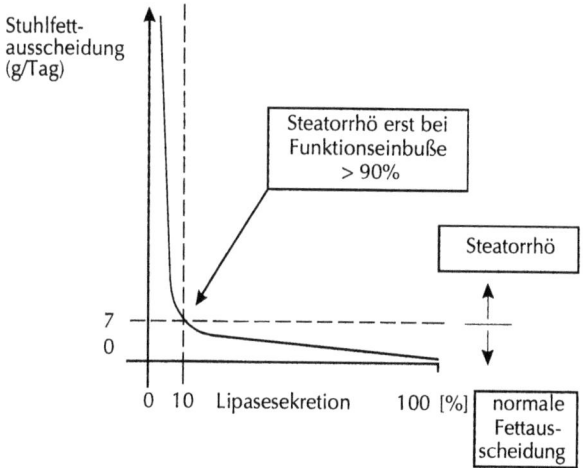

Indikationen

Bei Chymotrypsin:
- Unklare Diarrhö/Steatorrhö
- Mukoviszidose
- Compliancekontrolle einer Enzymsubstitution

Bei Stuhlfettausscheidung:
- Unklare Diarrhö
- Erfolgskontrolle der Enzymsubstitution

Dünndarm

Übersicht

Bildgebende Verfahren wie die Duodenoskopie und Ileoskopie mit Biopsie und die Röntgenuntersuchung (Dünndarmpassage nach Sellink = Enteroklysma) sind bei der Suche nach Erkrankungen des Dünndarms unerläßlich. Die Untersuchungen sagen aber nichts über den Funktionszustand des Dünndarms aus.

Maldigestion und Malabsorption

Der mangelhafte Nahrungsaufschluß wird als Maldigestion, Störungen der Resorption werden als Malabsorption bezeichnet.

Dünndarmerkrankungen lassen sich in 2 Krankheitsgruppen gliedern:

- Globale Funktionsstörung (z. B. Sprue und bakterielle Fehlbesiedlung);
- isolierte Funktionsstörung (z. B. Laktoseintoleranz).

Bei ausgeprägter Malabsorption sind erhöhte Stuhlgewichte und Stuhlfettgehalte häufig (s. Stuhlfettbestimmung).

Gallensäurenverlustsyndrom

Es ist meist Folge eines M. Crohn mit Befall des terminalen Ileums oder Folge der Resektion des terminalen Ileums. Wenn der Verlust an Gallensalzen die Neusynthese übersteigt, kommt es zur Steatorrhö (dekompensiertes Gallensäurenverlustsyndrom). Dieses ist in der Regel Folge von ausgedehnten Ileumresektionen. Auch die Dekonjugation von Gallensäuren durch bakterielle Fehlbesiedlung des Dünndarms führt zu einem intraluminalen Mangel an Gallensäuren.

Untersuchungsmethoden des Dünndarms

- Duodenoskopie mit Biopsie
- Ileoskopie mit Biopsie
- Dünndarmpassage nach Sellink (Enteroklysma)
- Bestimmung von Stuhlfett und -gewicht
- H_2-Laktose-Atemtest
- H_2-Glukose-Atemtest
- D-Xylose-Test
- Schilling-Test
- α_1-Antitrypsin-Clearance

H$_2$-Atemtests (H$_2$-Laktose/Glukose-Atemtest)

Prinzip

Bei der Verstoffwechselung verschiedener Kohlenhydrate entsteht durch wasserstoffproduzierende Bakterien Wasserstoff (H$_2$). Durch Diffusion gelangt H$_2$ über das Darmkapillarblut in die Lungen und wird in der ausgeatmeten Luft gemessen.

Die Auswahl des Zuckers richtet sich nach der Verdachtsdiagnose:

- Verdacht auf Laktoseintoleranz (Laktasemangel): *H$_2$-Laktose-Test*
  Bei 15 % der deutschen Bevölkerung liegt ein Laktasemangel vor, der oft mit einer Unverträglichkeit (Meteorismus, Flatulenz, Diarrhö) von Milchprodukten einhergeht. Dabei gelangt Laktose (Milchzucker) ungespalten ins Kolon und wird dort verstoffwechselt. Die gleiche Symptomatik kann auch bei Unverträglichkeiten von anderen Kohlenhydraten wie Fruktose und Sorbit verursacht werden und durch die entsprechende Wahl des Zuckers geprüft werden.

- Verdacht auf bakterielle Fehlbesiedlung: *H$_2$-Glukose-Test*
  Bei Fehlbesiedlung des Dünndarms bilden hier die Bakterien durch die Verstoffwechselung der verabreichten Glukose H$_2$.

Aussage

Als pathologisch gilt ein H$_2$-Anstieg innerhalb von 120 min beim H$_2$-Laktose- und H$_2$-Glukose-Exhalationstest. Beweisend für eine Laktosemalabsorption als Ursache der Beschwerden ist das Auftreten von Symptomen während des Tests. Ein kleiner Teil der Bevölkerung hat keine H$_2$-produzierenden Bakterien (falsch-negative Tests; Non-producer). Bei bakterieller Fehlbesiedlung fällt der H$_2$-Laktose-Atemtest falsch-pathologisch aus.

Indikation

Ein Laktosemangel ist zu bedenken bei Meteorismus, Flatulenz und Diarrhö, beim sog. irritablen Darm und bei Dünndarmerkrankungen (M. Crohn, Sprue, M. Whipple). Eine bakterielle Fehlbesiedlung kommt vor bei Diabetes mellitus, Dünndarmdivertikeln und operativ ausgeschalteten Dünndarmschlingen (z. B. Billroth-II-Operation).

H_2-Atemtests

Prinzip

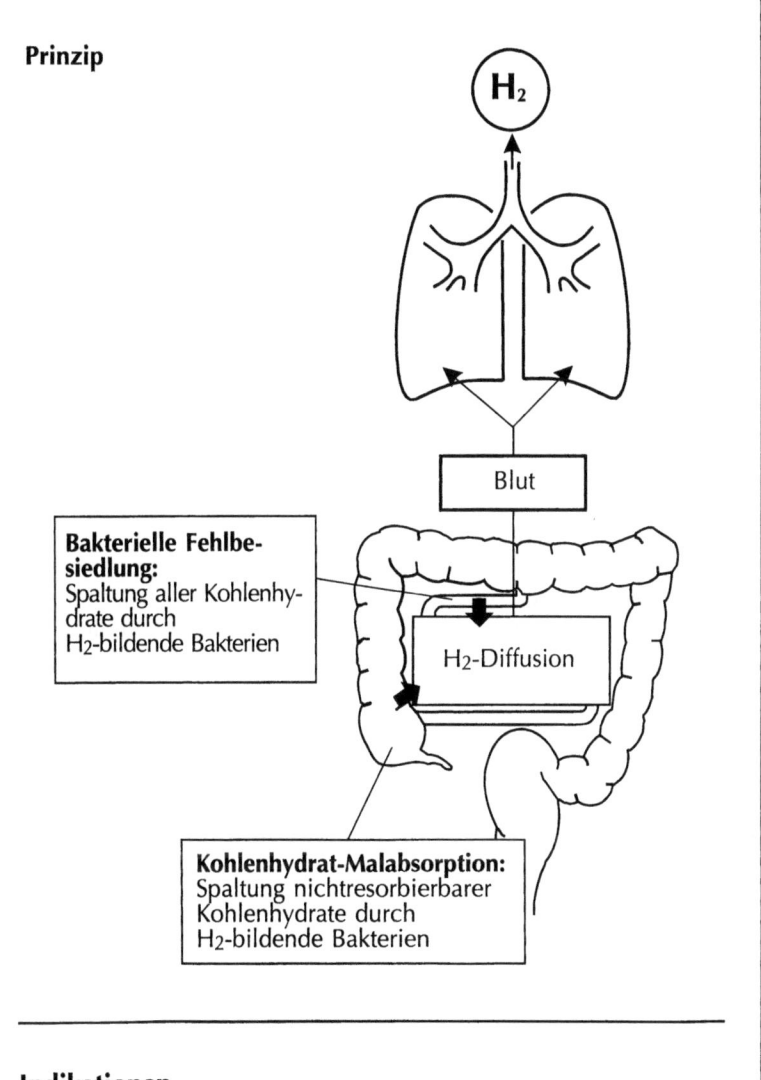

Indikationen

H_2-Laktose-Atemtest

- Verdacht auf Laktoseintoleranz (Laktasemangel)

H_2-Glukose-Atemtest

- Verdacht auf bakterielle Fehlbesiedlung

D-Xylose-Test
Prinzip

Oral verabreichte D-Xylose wird im oberen Dünndarm resorbiert und zu etwa 50 % über die Niere ausgeschieden. Die Messung der Xylose erfolgt im 5-h-Sammelurin und im Serum.

Aussage

Der D-Xylose-Test ist eine wichtige Methode zur Erfassung einer Kohlenhydrat-Resorptionsstörung im oberen Dünndarm und gilt als Maß für die intakte (resorbierende) Mukosaoberfläche. Er kann pathologisch ausfallen bei Sprue, Sklerodermie, Amyloidose, M. Whipple und Dermatitis herpetiformis. Bei Niereninsuffizienz, bei unvollständiger Urinsammlung und bei unzureichender Urinproduktion ist der Serumwert entscheidend.

Schilling-Test
Prinzip

Oral verabreichtes, radioaktiv markiertes Vitamin-B_{12} wird im terminalen Ileum resorbiert und teilweise renal ausgeschieden. Zwei Stunden nach dem Testbeginn wird zusätzlich nicht markiertes Vitamin-B_{12} i. m. injiziert, um die Proteinbindung des markierten Vitamins zu hemmen und die Nierenausscheidung zu fördern.

Bei fehlender gastraler Produktion von Intrinsic factor (IF) (Gastrektomie, perniziöse Anämie) fällt der Test auch bei intakter Ileumfunktion pathologisch aus. Zur Differenzierung von gastralen und enteralen Ursachen der Malabsorption muß der Test bei pathologischem Ausfall mit gleichzeitiger Gabe von IF wiederholt werden.

Wenn mit dem Schilling-Test nicht eine perniziöse Anämie, sondern ein Ileumfunktionsverlust oder eine bakterielle Überbesiedlung nachgewiesen werden soll, kann der Test gleich mit dem Intrinsic factor erfolgen.

Aussage

Bei perniziöser Anämie und nach proximaler bzw. totaler Gastrektomie beträgt die Ausscheidung weniger als 2 % der oral verabreichten Vitaminmenge. Steigt im Kontrollversuch mit dem Intrinsic factor die Ausscheidung auf über 8 % an, besteht ein Mangel an Intrinsic factor. Bei Erkrankungen des Ileums liegt die Ausscheidung des markierten Vitamins zwischen 3 und 7 %, im Kontrollversuch mit dem Intrinsic factor steigt sie nicht mehr an.

Prinzip

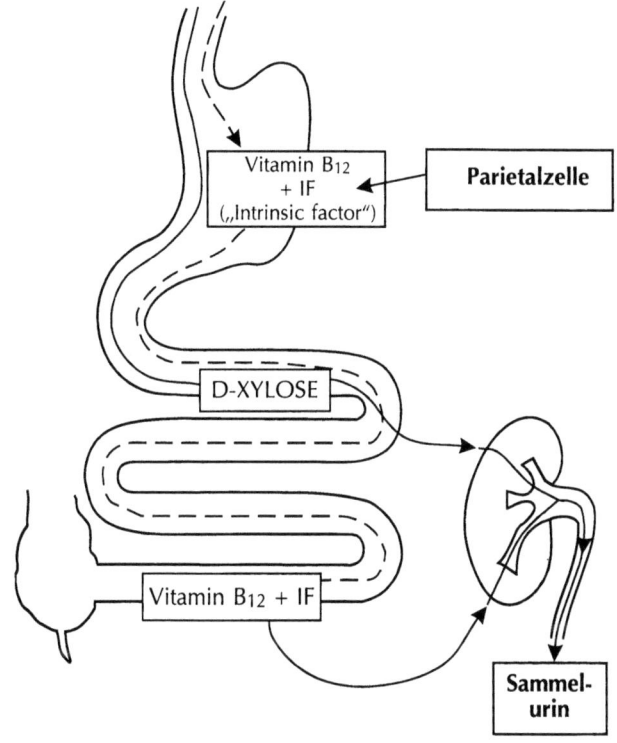

Indikationen

D-Xylose-Test

- Chronische Durchfälle
- Verdacht auf Malabsorption

Schilling-Test

- Verdacht auf Malabsorption bei Erkrankungen des terminalen Ileums (z.B. M. Crohn)

Endogene α_1-Antitrypsin-Clearance

Prinzip

Alle Methoden zur Messung der intestinalen Eiweißverluste benutzen Eiweißmoleküle, die intestinal weder abgebaut noch rückresorbiert werden. Die klassische Methode des Gordon-Tests beinhaltet die Messung der fäkalen Ausscheidung von Radioaktivität nach i. v.-Injektion von radioaktiv markiertem Albumin. Wegen der radioaktiven Belastung wird er kaum noch durchgeführt.

Das α_1-Antitrypsin ist von der Molekülgröße her dem Albumin ähnlich. Die im Stuhl ausgeschiedene Menge spiegelt den intestinalen Eiweißverlust wider. Zusätzlich zur fäkalen Ausscheidung muß die α_1-Antitrypsin-Konzentration im Blut bestimmt werden, da die Serumkonzentration dieses Akutphaseproteins starke Schwankungen aufweist.

Aussage

Die α_1-Antitrypsin-Clearance ist die wichtigste Methode zur Erkennung eines intestinalen Eiweißverlustes. Fehler entstehen durch unvollständige Stuhlsammlung.

Indikationen

Diagnose und Quantifizierung eines intestinalen Eiweißverlustes bei Hypalbuminämie und unklaren Ödemen. Ein intestinaler Eiweißverlust kann auftreten z. B. bei M. Crohn, M. Whipple, Sprue, primären/sekundären Lymphangiektasien (maligne Lymphome, Tumoren, Amyloidose, Pericarditis constrictiva).

α_1-Antitrypsin-Clearance

Prinzip

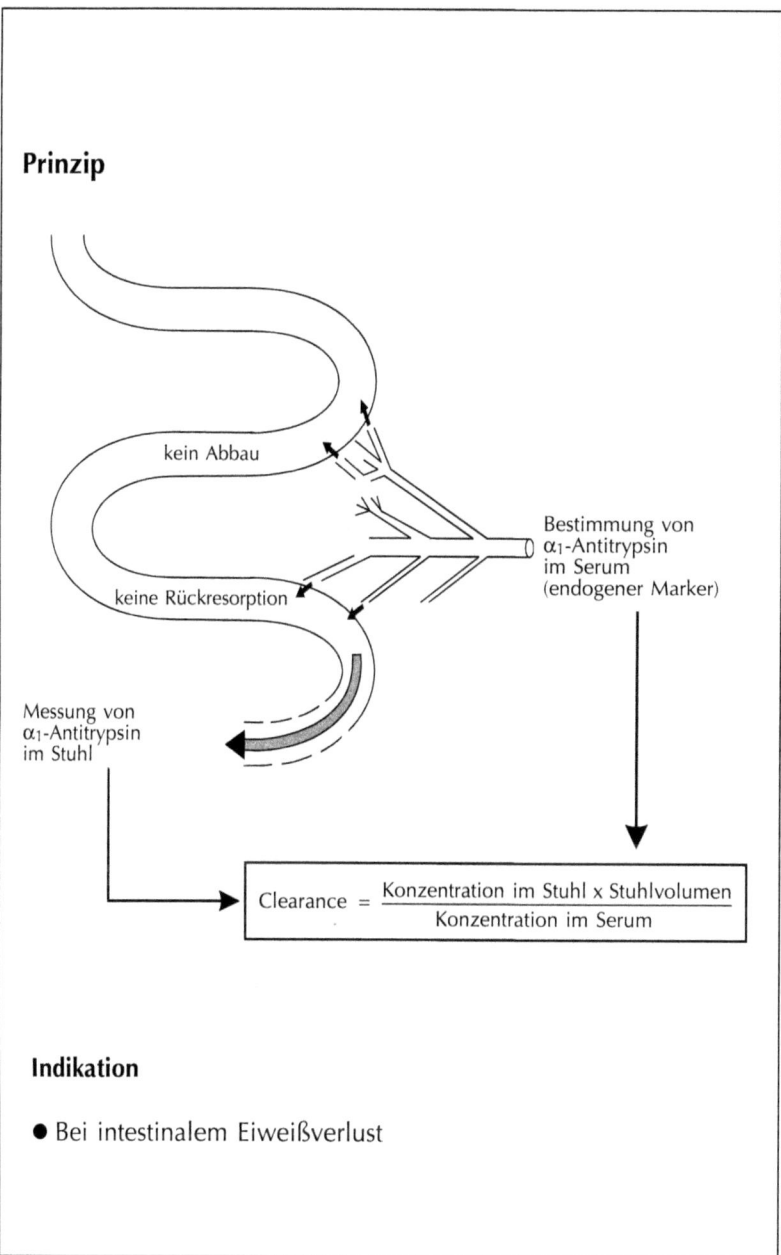

$$\text{Clearance} = \frac{\text{Konzentration im Stuhl} \times \text{Stuhlvolumen}}{\text{Konzentration im Serum}}$$

Indikation

- Bei intestinalem Eiweißverlust

Kolon und Anorektum

Übersicht

Die Grundlage der modernen Kolondiagnostik sind die endoskopischen Methoden, ggf. mit Biopsie. Die elektive Röntgenuntersuchung mit Kontrastmittel spielt nur noch selten eine Rolle (z. B. Darstellung des proximalen Kolons bei koloskopisch nicht überwindbarer Stenose).

Defäkationsstörungen, Obstipation, Inkontinenz

Unter dem Begriff Obstipation werden verschiedene Symptome wie seltener Stuhlgang, regelmäßiges heftiges Pressen zur Defäkation und Gefühl der unvollständigen Entleerung zusammengefaßt.

Inkontinenz ist die Unfähigkeit, Wind und/oder Stuhl willkürlich zurückzuhalten.

Die Ursache kann im Kolon (z. B. verzögerter bzw. beschleunigter Transit) oder im Anorektum liegen (z. B. Störung der Sphinkterfunktion, Sensibilitätsstörung, Formabweichungen des Rektums beim Pressen wie Rektozele und innerer Prolaps).

**Untersuchungsmethoden des Kolons
und des Anorektums**

- Prokto-/Rektoskopie (starr), ggf. mit Biopsie
- Sigmoido-/Koloskopie (flexibel), ggf. mit Biopsie
- Kontrasteinlauf
- Transitzeitmessung
- Defäkographie
- anorektale Manometrie
- Elektromyographie des Sphinkter ani externus

Transitzeitmessung

Prinzip

Über 2 Wochen werden täglich röntgendichte Marker von 2–3 mm Durchmesser oral verabreicht. Anhand einer Abdomenübersichtsaufnahme wird die Retention von Markern ermittelt. Daraus kann die oroanale Transitzeit abgeschätzt werden, die im wesentlichen durch das Kolon bestimmt wird.

Aussage

Bei stark verzögertem Transit trotz hoher Ballaststoffzufuhr (> 20 g/Tag) ist eine langfristige Therapie mit Laxantien gerechtfertigt. Der Test ist nicht geeignet zur Erkennung eines beschleunigten Transits.
Starke Verzögerungen der Magenentleerung oder des Dünndarmtransits verfälschen die Untersuchung.

Transitzeit

Transitzeitmessung

20–30 g konzentrierte Ballaststoffe/Tag

Stuhlgangstagebuch:
- Frequenz — pro Tag
- Konsistenz — hart/normal/breiig
- Pressen — ja/nein

Tag 1 — 2 — 3 — — 13 — 14 — 15

röntgendichte Marker p.o. alle 24 h

Abdomenübersichtsaufnahme (24 h nach letzter Einnahme)

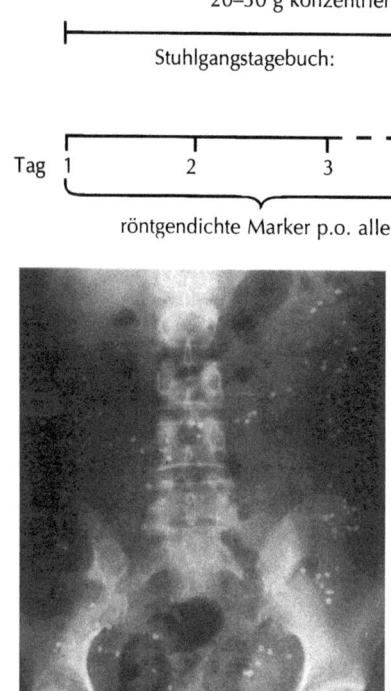

Transitzeit (normal < 60 h) =

$$\frac{\text{Anzahl Marker im Röntgenbild} \times \text{Einnahmeintervall (24 h)}}{\text{Anzahl Marker/Tag}}$$

Indikationen

- Objektivierung der Angaben des Patienten.
- Differenzierung zwischen langsamem Transit und Defäkationsstörung

Defäkographie

Prinzip

Nach Füllung des Rektums mit viskösem Barium wird die Defäkation im seitlichen Strahlengang röntgenologisch sichtbar gemacht (Durchleuchtung und Serienaufnahmen).

Aussage

Chirurgisch korrigierbare Ursachen einer Defäkationsstörung können dargestellt werden, z. B. eine Rektozele (Ausbuchtung der vorderen Rektumwand in die Vagina), innerer Rektumprolaps (Einstülpung des oberen ins untere Rektum). Bei fehlender Entleerung kann eine funktionelle Störung des äußeren Schließmuskels (Anismus) vermutet werden. Hierbei kontrahiert der Patient den äußeren Schließmuskel beim Betätigen der Bauchpresse anstatt ihn zu entspannen und blockiert dadurch die Defäkation (paradoxe Kontraktion).

Indikation

Die Defäkographie ist zu erwägen, wenn der Patient über Obstruktionsgefühl oder inkomplette Entleerung klagt und die Probetherapie mit Ballaststoffen erfolglos war. Sie ist die Voraussetzung für die Planung einer chirurgischen Behandlung einer Defäkationsstörung. Die Strahlenbelastung der Gonaden ist relativ hoch und liegt im Bereich derjenigen eines Kolonkontrasteinlaufs.

Defäkographie

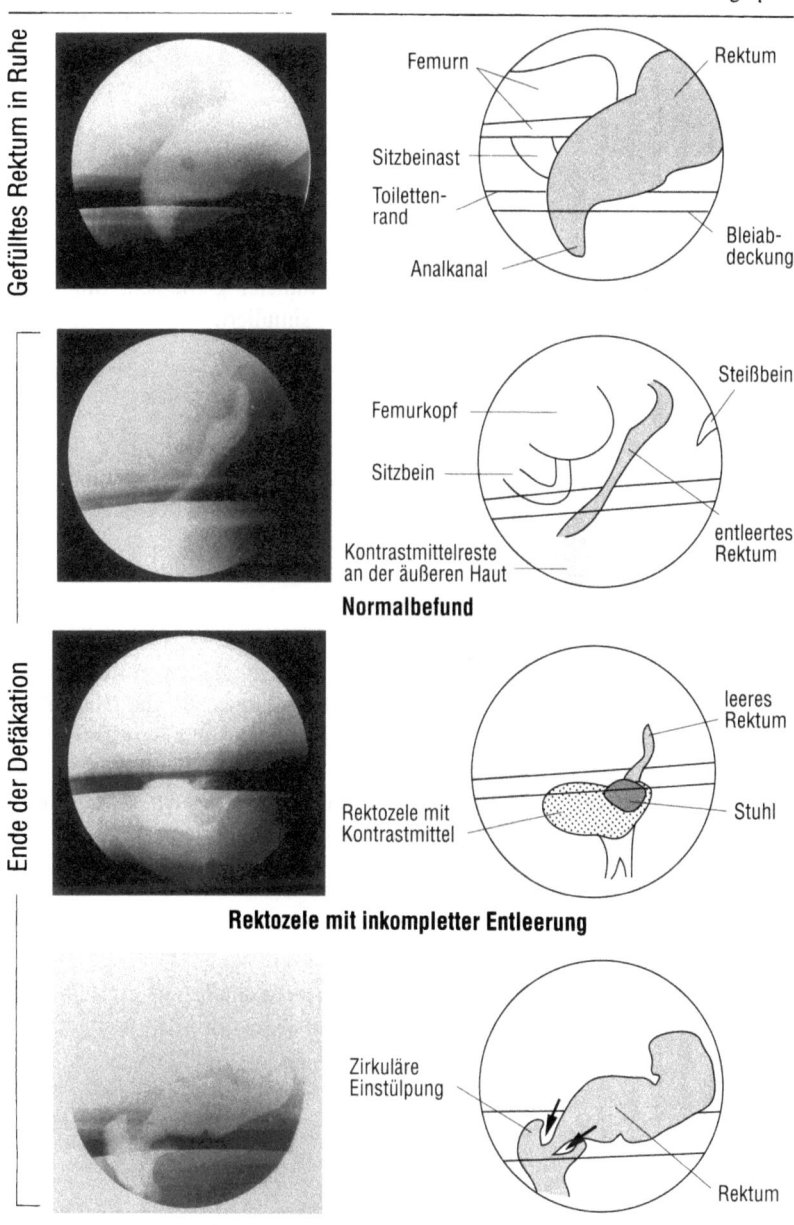

Normalbefund

Rektozele mit inkompletter Entleerung

Innerer Rektumprolaps (Intussuszeption)

Manometrie

Die Drücke im Rektum und im oberen und unteren Analkanal werden über mehrere, in einer Sonde zusammengefaßte Katheter gemessen. Stuhl im Rektum wird durch einen aufblasbaren Ballon simuliert.

Elektromyographie (EMG)

Die elektrische Aktivität des willkürlich innervierten äußeren Schließmuskels wird aufgezeichnet.

Aussage

Die Druckänderungen und die Perzeption in Abhängigkeit von der Stärke der Rektumdehnung und vom Pressen sind wichtiger als die absoluten Drücke. Sie erlauben die Beurteilung der objektiven (Sphinkterreflex) und subjektiven Sensibilität (Perzeption). Das EMG kann traumatische Sphinkterdefekte nachweisen, deren Hauptursache Entbindungstraumen sind. Außerdem können Schädigungen des N. pudendus erkannt werden.

Indikation

Die Manometrie ist zur Abklärung der Inkontinenz angezeigt. Besteht der Verdacht auf einen Sphinkterdefekt, sollte zusätzlich ein EMG durchgeführt werden.

Manometrie

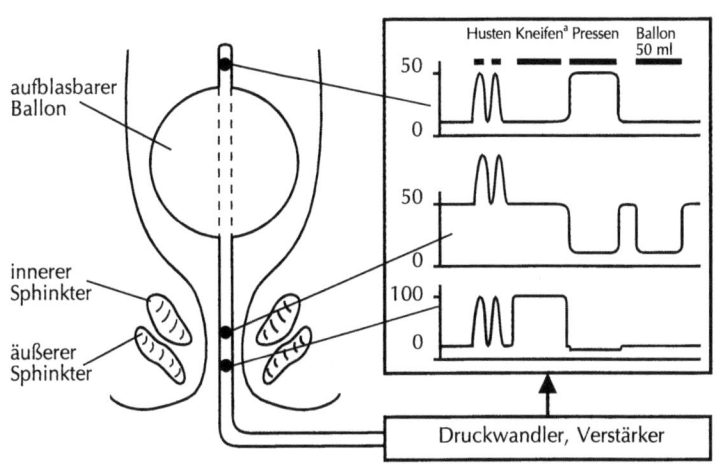

Elektromyographie

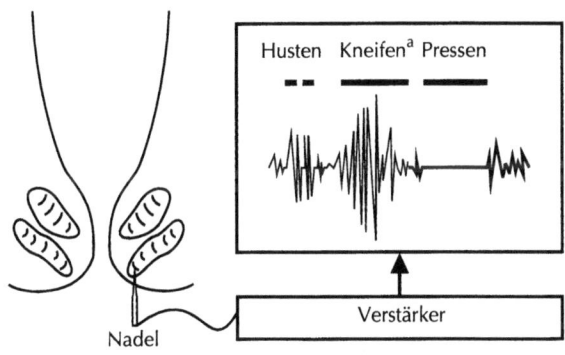

Indikation
● Stuhlinkontinenz

---
[a] Willkürliche Kontraktion des äußeren Schließmuskels durch den Patienten

Leber und Gallenwege

Übersicht

Leber

Ikterus und Aszites sind die wichtigsten klinischen Hinweise für eine Leberfunktionsstörung. Die aus Leberzellen ins Blut freigesetzten Transaminasen (nekroseanzeigende Enzyme) spiegeln die momentane Zerstörung der Leberzellen wider, sagen aber nichts über ihre Funktion aus. Die Erhöhung des Serumbilirubins ist ein Leitsymptom für Erkrankungen von Leber und Galle. Die alkalische Phosphatase und die Gamma-GT (γ-GT) sind die wichtigsten cholestaseanzeigenden Enzyme und spiegeln eine Funktionsstörung der Gallenausscheidung wider. Eine stärkere Leberfunktionseinbuße zeigt sich in der verminderten Syntheseleistung (Erniedrigung von Albumin, Quick-Wert und Cholinesterase) und einer Entgiftungsstörung (Erhöhung des Ammoniaks).

Leberfunktionstests eignen sich zur Bestimmung von Schwere und Prognose der Erkrankung, nicht aber zur Abklärung der Ätiologie. Hier müssen bildgebende Methoden und serologisch-laborchemische Analysen herangezogen werden.

Galle

Die Prüfung der Gallenblasenfunktion ist erforderlich bei Patienten mit Gallenblasensteinen vor einer Therapie, die eine intakte Gallenblasenentleerung voraussetzt, bzw. bei Verfahren, die die Gallenblase belassen. Die manometrische Untersuchung des Sphinkter Oddi und die Gallenwegsszintigraphie spielen eine Rolle zur Abklärung biliärer Dyskinesien, sind aber z. Z. nur von wissenschaftlichem Interesse.

Untersuchungsmethoden von Gallenwegen und Leber

Klinischer Befund

Labordiagnostik:
- nekroseanzeigende Enzyme
- cholestaseanzeigende Enzyme
- Syntheseleistung
- Entgiftungsfunktion
- ätiologische Abklärung

Quantitative Funktionsdiagnostik:
- Leberfunktion
- Gallenblasenkontraktilität
- Gallenwegsmotilität

Bildgebende Verfahren:
- Sonographie, ggf. Biopsie
- Computertomographie
- endoskopisch-röntgenologische Darstellung der Gallenwege

Child-Pugh-Einteilung

Prinzip

Zu den statischen Leberfunktionstests gehören die lebersyntheseabhängigen Gerinnungsfaktoren (Suchtest: Quick-Wert), das Albumin, das Bilirubin, der Ammoniak und die Cholinesterase. Da die einzelnen statischen Meßgrößen nur Teilaspekte der Leberfunktion widerspiegeln, ist es nützlich, sie in einem Index bzw. Summenscore zusammenzufassen und so einen besseren Überblick über die komplexe Leistung der Leber zu erhalten. Klinisch gebräuchlich ist v. a. der Child-Pugh-Index.

Aussage

Die Klassifikation nach Child-Turcotte oder Child-Pugh erlaubt mit Hilfe einfacher klinischer und laborchemischer Größen eine Einteilung des Schweregrades einer Leberzirrhose. Die Einteilung in die Stadien A–C bzw. in einen Punktescore von 5–15 ermöglicht auch eine Aussage zur Prognose der Lebererkrankung, die zusätzlich von anderen Faktoren wie z. B. von der Ursache der Lebererkrankung abhängt. In der klinischen Praxis wird meist nur das entsprechende Child-Stadium angegeben.

Bilirubin, Albumin, Aszites, Enzephalopathie und Ernährungszustand sind ursprünglich von Child und Turcotte vorgeschlagene Kriterien. In der Modifikation nach Pugh wird der Ernährungszustand durch den Quick-Wert ersetzt.

Aufgrund der cholestatischen Verlaufsform der Erkrankung gelten bei primär biliärer Zirrhose höhere Grenzwerte für das Bilirubin.

Child-Kriterien und Modifikation nach Pugh

Untersuchte Größe	Schweregrad einer Leberzirrhose		
Bilirubin [mg/dl]	< 2,0	2,0–3,0	> 3,0
Albumin [g/dl]	> 3,5	3,0–3,5	< 3,0
Aszites	nein	leicht therapierbar	schwer
Enzephalopathie	nein	gering	schwer
Quick [%]	> 70	40–70	< 40
Punkte	1	2	3

Modifikation für primär biliäre Zirrhose:

Bilirubin [mg/dl]	< 4,0	4,0–10,0	> 10,0

Child-Gruppe (Stadium)	Punktesumme
A	5–6
B	7–9
C	10–15

Indikation

Jede chronische Lebererkrankung und Einschränkung der Leberfunktion

Quantitative Leberfunktionstests

Es existieren mehrere quantitative Leberfunktionstests, die alle relativ aufwendig sind. International wird der Aminopyrin-Atemtest am häufigsten verwendet. Wegen der radioaktiven Belastung wird dieser Test in Deutschland kaum benutzt. Von den anderen Tests erscheint der Indocyaningrün-Test als der einfachste und verläßlichste.

Die quantitativen Leberfunktionstests ermöglichen die langfristige Beurteilung von Verlauf und Prognose der Lebererkrankung sowie die Quantifizierung der hepatischen Funktionsreserve und damit eine Risikoabschätzung vor einer Resektion oder Chemoembolisation von Tumoren in einer zirrhotisch veränderten Leber.

Indocyaningrün-Test (ICG-Test)

Nach i. v.-Bolusinjektion von ICG beim nüchternen Patienten wird die ICG-Konzentration im Blut in kurzen Abständen gemessen. Leberzellfunktionsstörungen und ein portosystemischer Shunt führen zu einer Verlangsamung der ICG-Elimination aus dem Serum.

Prinzip

Aus der Geschwindigkeit der Elimination eines Farbstoffes aus dem Blut wird auf die Leberfunktion geschlossen.

Leberfunktion und Indocyaninserumkonzentration
(100 % = Maximalwert nach i.v.-Injektion)

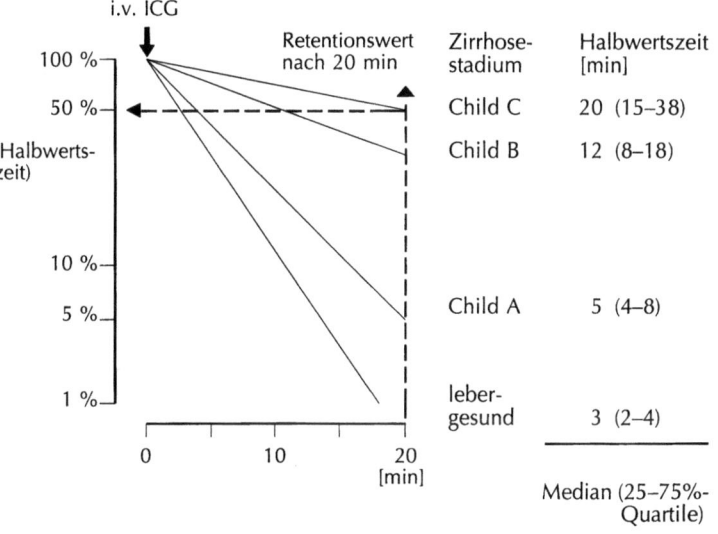

Indikation

- Quantifizierung der hepatischen Funktionsreserve

Messung der Gallenblasenfunktion

Prinzip

Die sonographische Volumenbestimmung ist die einfachste und verläßlichste Methode. Nach Bestimmung des Nüchternvolumens wird eine maximale Entleerung durch einen Kontraktionsreiz angestrebt. Dies erfolgt entweder durch eine standardisierte Reizmahlzeit oder durch intravenöse Kurzinfusion von Caerulein (60 ng/kg KG i.v.).

Die Bestimmung der Gallenblasenfüllung und -kontraktion im Rahmen einer oralen oder intravenösen Cholezystographie ist ebenfalls möglich. Die röntgenologische Methode ist aber aufwendiger und weniger genau als die sonographische.

Aussagen

Bei einer normalen Funktion muß sich das Gallenblasenvolumen 30 min nach einem maximalen Kontraktionsreiz um mindestens 50 % des Nüchternwertes verkleinern. Mit der Caeruleininjektion erreicht man bei gesunden Personen in der Regel eine Kontraktion bis auf 20 % des Nüchternvolumens.

Fehlermöglichkeiten bestehen v. a. in der unzureichenden Darstellbarkeit der Gallenblase, wobei die Einschränkung für Sonographie und Röntgen gilt.

Indikationen

Die Prüfung der Gallenblasenfunktion ist erforderlich bei Patienten mit Gallenblasensteinen vor den Therapieverfahren, die eine intakte Gallenblasenentleerung voraussetzen (z. B. orale Chemolitholyse und ESWL von Steinen), bzw. bei Verfahren, die die Gallenblase belassen (direkte Litholyse durch Punktion der Gallenblase, Cholezystotomie, u.a.).

Prinzip

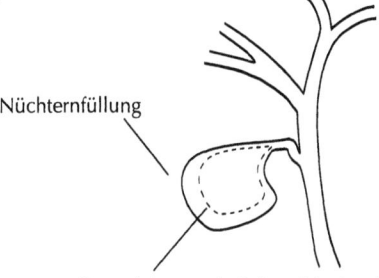

Nüchternfüllung

Kontraktion nach Reizmahlzeit oder nach i.v.-Gabe von Caerulein; normal: Verkleinerung unter 50% des Nüchternvolumens

Sonographische Messung des Gallenblasenvolumens

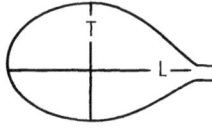
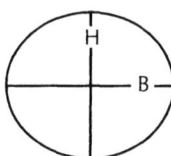

größter Längsschnitt   *größter Querschnitt*

Das Volumen berechnet sich nach der Formel für ein Rotationsellipsoid: $V = \pi/6 \; L \cdot T \cdot (B+H)/2$

L = Länge, **T** = Tiefe, **B** = Breite, **H** = Höhe

Indikationen

- vor ESWL (extrakorporale Stoßwellenlithotrypsie)
- vor oraler Chemolitholyse
- vor direkter Litholyse
- vor Cholezystotomie

Leitsymptome

Gewichtsverlust

Ein Gewichtsverlust kann durch eine verminderte Kalorienzufuhr, durch einen vermehrten Kalorienverbrauch oder durch einen intestinalen/renalen Kalorienverlust verursacht werden. Die Zuordnung zu einer der 4 pathophysiologischen Gruppen gelingt in der Regel ohne aufwendige Tests.

Ein relevanter Kalorienverlust über den Darm geht immer mit Durchfällen einher.

Gewichtsverlust

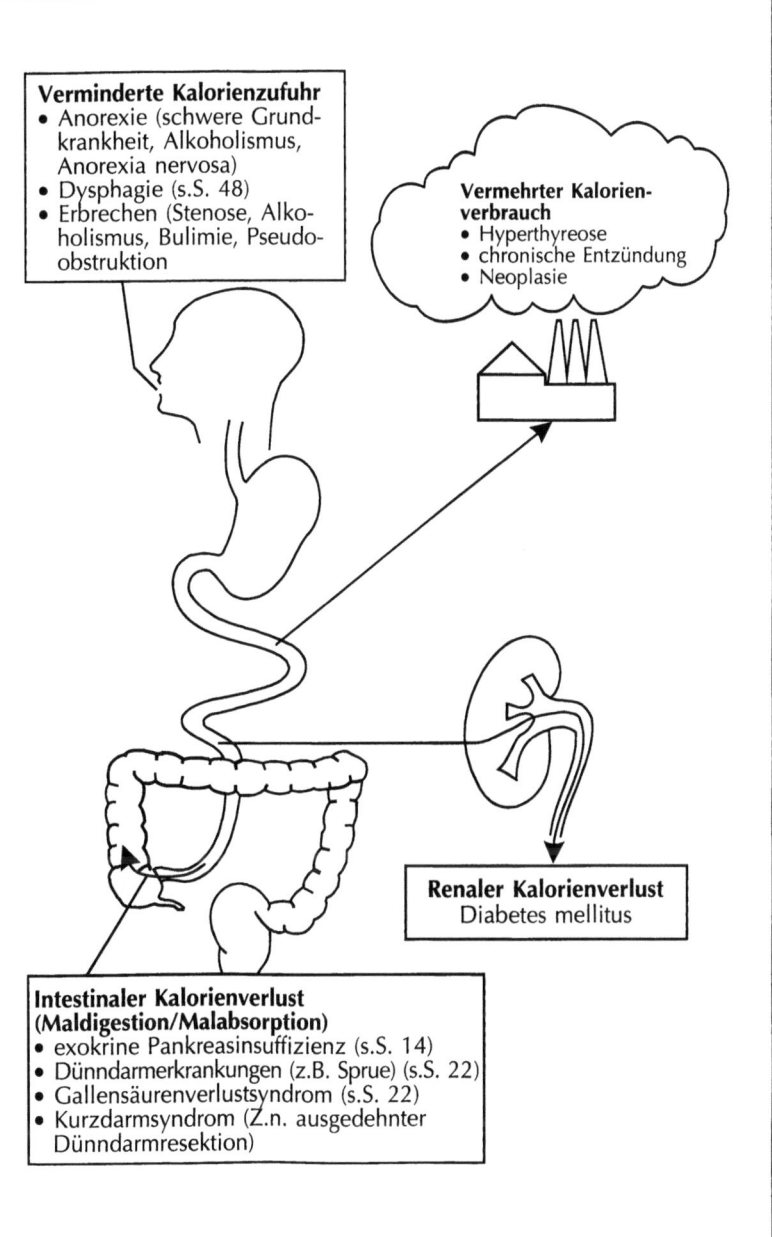

Pharyngeale und retrosternale Beschwerden

Dysphagie

Der Patient kann meist zwischen oropharyngealer und ösophagealer Dysphagie unterscheiden. Der oropharyngealen Dysphagie liegen Tumoren, Zenker-Divertikel, Funktionsstörungen des Pharynx oder des oberen Ösophagussphinkters (z. B. bei Apoplexie, Myasthenie) zugrunde. Ursachen der ösophagealen Dysphagie können eine Obstruktion (z. B. Tumoren, peptische Striktur) oder Funktionsstörungen (z. B. Hypoperistaltik bei Refluxösophagitis oder Sklerodermie; diffuser Ösophagospasmus; Achalasie) sein.

Aufstoßen

Aufstoßen von saurem Mageninhalt als Leitsymptom ist sehr spezifisch für eine gastroösophageale Refluxkrankheit. Nicht-saure Nahrung kann bei Refluxkrankheit, Achalasie und Ösophagusdivertikeln regurgitiert werden.

Retrosternale Symptome

Die Schmerzqualität (brennend, stechend usw.) kann vom Patienten oft nicht sicher differenziert werden und ist deshalb von eingeschränktem Wert. Eine kardiale Genese der Beschwerden ist immer zu erwägen und ggf. auszuschließen. Retrosternale Schmerzen bei negativer kardialer Diagnostik gehen in etwa der Hälfte der Fälle vom Ösophagus aus. Sodbrennen (vom Epigastrium aufsteigendes Brennen) als Leitsymptom ist charakteristisch für die gastroösophageale Refluxkrankheit.

Pharyngeale und retrosternale Beschwerden

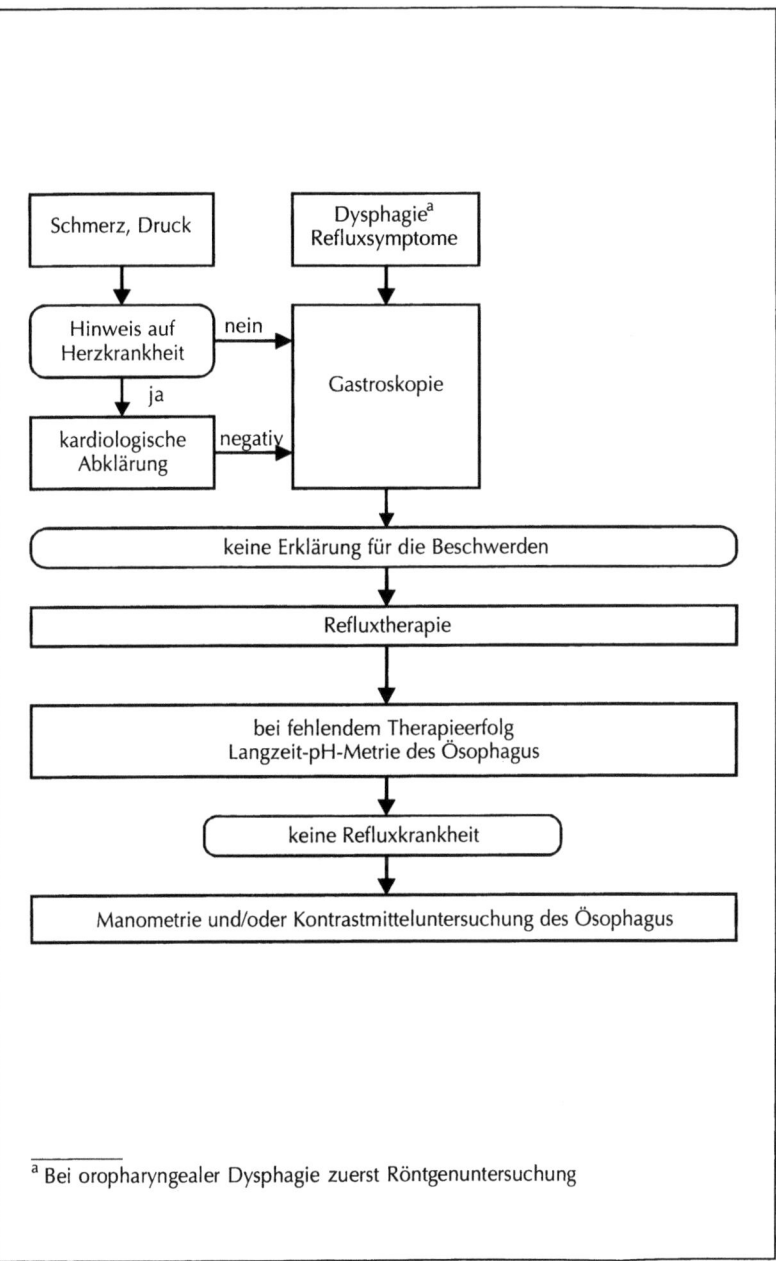

[a] Bei oropharyngealer Dysphagie zuerst Röntgenuntersuchung

Meteorismus und Flatulenz

Als Meteorismus bezeichnet man einen vermehrten Gasgehalt des Darms, als Flatulenz einen vermehrten Gasabgang aus dem Darm. Beides kann durch eine vermehrte Gaszufuhr, eine vermehrte Gasproduktion oder eine verminderte Gaselimination hervorgerufen werden. Die Angabe des Patienten, „gebläht" zu sein, geht nicht immer mit einem objektiv vermehrten Gasgehalt einher.

Alarmsymptome

Eine massive Blähung des Abdomens spricht für eine Obstruktion und erfordert eine umgehende Abklärung.

Eine begleitende Gewichtsabnahme spricht für eine schwere Maldigestion, eine Malabsorption oder eine andere schwerwiegende Erkrankung.

Nahrungsmittelunverträglichkeit

Diese läßt sich z. T. objektivieren (z. B. bei Laktasemangel, s. S. 24). Andere individuelle Unverträglichkeiten (z. B. für Hülsenfrüchte) können durch Eliminationsdiäten diagnostiziert und behandelt werden.

Erhöhte Gaszufuhr
- Aerophagie

Gestörte Gaselimination
- Obstruktion (z.B. Tumor, Stenose bei M. Crohn)
- Motilitätsstörungen von Dünn- und Dickdarm (z.b. durch Medikamente)
- Stauung im portalen Venensystem (z.b. Rechtsherzinsuffizienz, portale Hypertension)

Erhöhte Gasproduktion
- „physiologische" Kohlenhydratmalabsorption (z.B. Hülsenfrüchte)
- Malabsorption/Maldigestion (z.B. Laktoseintoleranz, Pankreasinsuffizienz, Sprue)

Diarrhö

Definition

Eine Diarrhö ist definiert als eine Verminderung der Stuhlkonsistenz (breiig oder wäßrig) *und* als eine Erhöhung von Stuhlfrequenz (> 3 Stühle/Tag) oder von Stuhlgewicht (> 200 g/Tag). Bei extrem ballastreicher Ernährung können auch beim Gesunden Stuhlgewichte von > 200 g/Tag erreicht werden. Patienten mit Defäkationsstörungen haben häufig eine erhöhte Stuhlfrequenz, die als Diarrhö fehlgedeutet wird.

Eine akute Diarrhö wird in der Regel durch Viren, Parasiten, Bakterien oder deren Toxine ausgelöst und sistiert nach wenigen Tagen.

Osmotische/sekretorische Diarrhö

Eine osmotische Diarrhö liegt in der Regel dann vor, wenn die Diarrhöen nur tagsüber, eine sekretorische Diarrhö, wenn die Diarrhöen auch nachts und im Fastenzustand auftreten.

Diarrhö

Charakterisierung	Verdachtsdiagnosen	Erste diagnostische Maßnahmen
Blutig	Entzündliche und infektiöse Darmerkrankungen, Tumor	Akut: mikrobiologische Stuhldiagnostik Chronisch: Koloskopie
Osmotisch, (voluminös-breiig), *ohne* Gewichtsabnahme	Laktoseintoleranz	H2-Laktoseatemtest
Osmotisch, *mit* Gewichtsabnahme	Chronische Pankreatitis Sprue	Sonographie, ERCP, Pankreasfunktionstests Duodenalbiopsien
Bei Diabetes mellitus	Motilitätsstörung, bakterielle Fehlbesiedlung	H2-Glukoseatemtest
Symptome der Hyperthyreose	Hyperthyreose	TSH, (T3, T4)
Flush	Karzinoid	Sonographie, 5-Hydroxyindolessigsäure im 24-h-Urin
Sekretorisch-wäßrig – akut	Infektiöse Ursachen	Mikrobiologische Stuhldiagnostik
– chronisch	Villöses Adenom Zollinger-Ellison-Syndrom VIPom (VIP= vasoaktives intestinales Polypeptid) C-Zellkarzinom	Koloskopie Bestimmung von Gastrin im Serum (s.S. 12) Bestimmung von VIP im Serum Bestimmung von Kalzitonin im Serum
Eiweißverlust	Lymphom, Lymphangiektasien	Dünndarmpassage nach Sellink α_1-Antitrypsin-clearance
Unklar	Laxantienabusus „verborgene" Laxantien	Laxantiennachweis im Stuhl oder Urin Frage nach Entschlackungstees o.ä.

Obstipation

Weder die akute funktionelle (z. B. auf Reisen) noch die akute organisch bedingte Obstipation (z. B. durch ein Kolonkarzinom) bedarf einer Abklärung durch Funktionsuntersuchungen. Diese spielen nur bei der chronischen Obstipation eine Rolle.

Probebehandlung mit Ballaststoffen

Sie ist nach der proktologischen Untersuchung die erste Maßnahme bei chronischer Obstipation. Laxantien werden abgesetzt. Anhand eines Tagebuchs wird der Behandlungserfolg dokumentiert. Wenn der Patient damit beschwerdefrei wird, sind weitere Maßnahmen in der Regel überflüssig. Leider ist die Ballaststofftherapie häufig von Meteorismus und Flatulenz begleitet.

Langsamer Kolontransit

Ihm können neurale (z.B. diabetische Neuropathie), hormonale (z.B. Schwangerschaft) oder medikamentöse (z.B. Opiate) Ursachen zugrunde liegen. Meist findet sich keine der bekannten Ursachen. In der Regel bestehen niedrige Stuhlfrequenz und fehlender Stuhldrang. Hohe Ballaststoffzufuhr bessert dies nicht, sondern verstärkt die abdominellen Beschwerden.

Defäkationsstörungen

Durch Formänderungen des Rektums beim Pressen (z. B. Rektozele, innerer Rektumprolaps) kann die Defäkation behindert werden („funktionelle Obstruktion"). Die Stuhlfrequenz kann erhöht sein. Ein Gefühl der inkompletten Entleerung und ein Obstruktionsgefühl sind häufig. Die Ursache kann oft bei der Defäkographie erkannt werden.

Obstipation

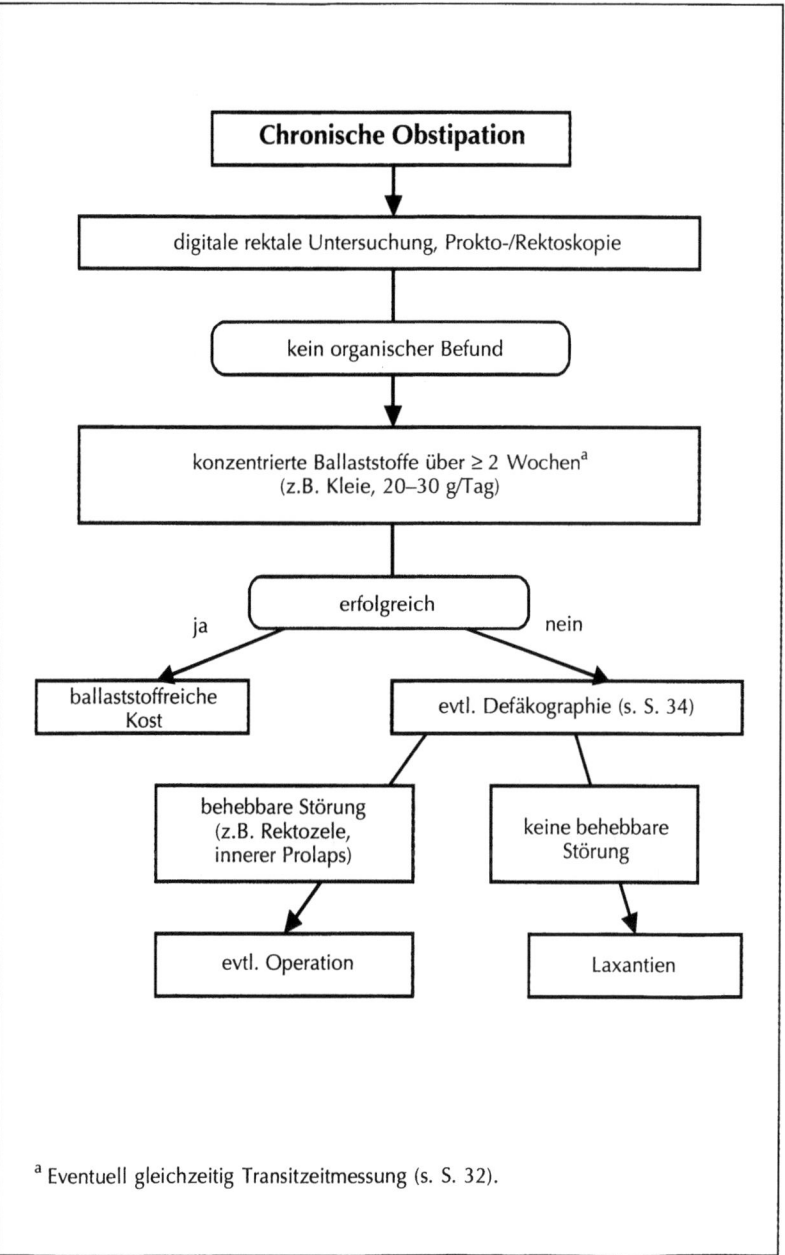

[a] Eventuell gleichzeitig Transitzeitmessung (s. S. 32).

Ikterus

Definition

Als Ikterus bezeichnet man eine Gelbverfärbung von Haut und Skleren durch Bilirubin. Eine Erhöhung des Serumbilirubins auf 2,0–2,5 mg/dl erkennt man als Sklerenikterus, eine Erhöhung über 3–4 mg/dl auch als Hautikterus. Der Ikterus ist ein Leitsymptom für viele Erkrankungen von Leber, Gallenwegssystem und Bilirubinstoffwechsel.

Unterscheidung von direktem und indirektem Bilirubin im Serum

Beim Gesunden sind 90 % des Serumbilirubins an Albumin gebunden (indirektes Bilirubin), nur 10 % liegen in glukuronidierter Form vor (direktes Bilirubin). Die Auftrennung der Bilirubinformen liefert erst bei einem Serumbilirubin über 3–4 mg/dl Anhaltspunkte für die Differentialdiagnose. Eine Hämolyse verursacht nur selten Bilirubinwerte über 5 mg/dl. Liegen hämolytisch bedingte Werte darüber, kann auch das direkte Bilirubin erhöht sein.

Bei allen Formen der Cholestase können beide Bilirubinformen wechselnd stark erhöht sein. Durch Auftrennung der Bilirubinformen lassen sich die Erkrankungen des Bilirubinstoffwechsels unterscheiden (direktes Bilirubin bei Dubin-Johnson- und Rotor-Syndrom, indirektes Bilirubin bei Gilbert-Meulengracht- und Crigler-Najjar-Syndrom).

Bilirubin und Metabolite im Urin

Unter normalen Umständen und bei Erhöhungen des indirekten Bilirubins kann kein Bilirubin im Urin nachgewiesen werden. Bilirubin im Urin ist v. a. beim cholestatischen Ikterus erhöht, da ein kleiner Teil des konjugierten (direkten) Bilirubins über die Niere ausgeschieden wird, was dem Urin seine dunkelbraune Farbe gibt.

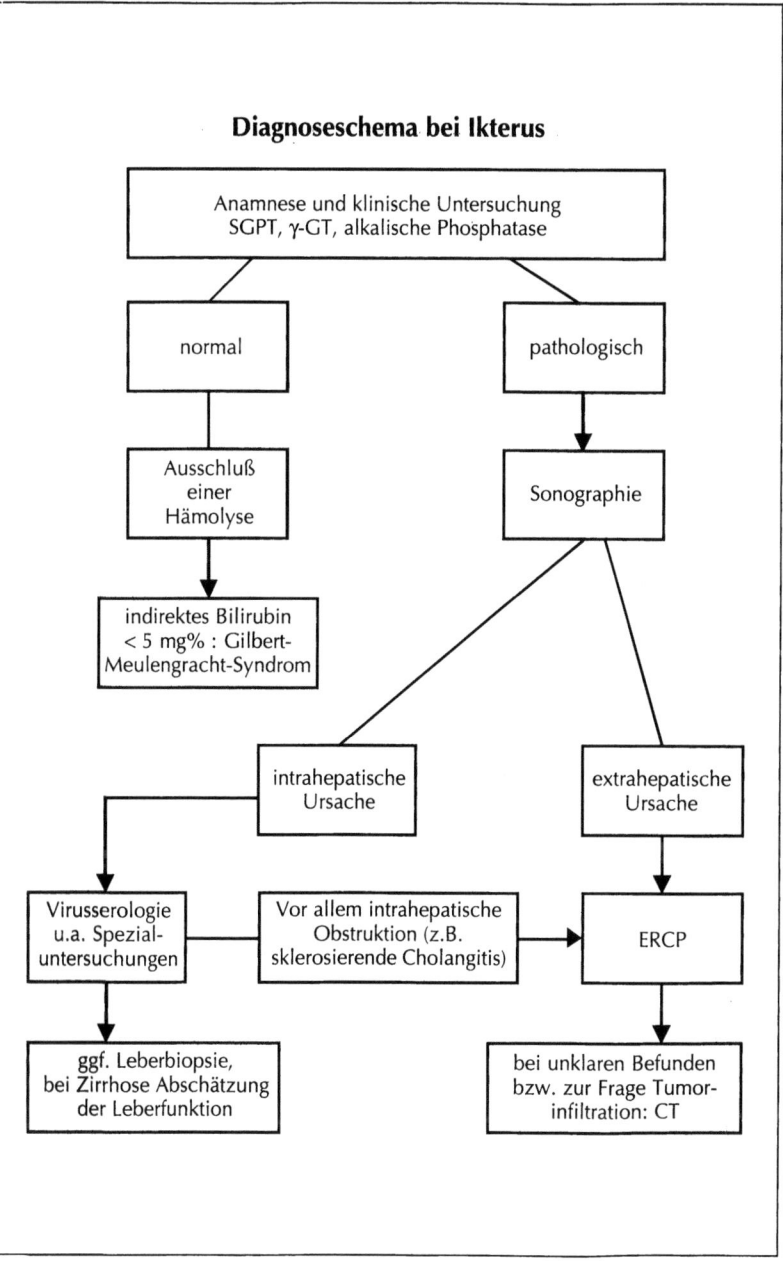

Literatur

Classen M, Siewert JR (1993) Gastroenterologische Diagnostik. Schattauer, Stuttgart New York

Lankisch PG, Büchler M, Mössner J, Müller-Lissner S (1993) Pankreatitis-Fibel. Springer, Berlin Heidelberg New York

Müller-Lissner S, Starlinger M, Koelz HR (1989) Refluxfibel. Springer, Berlin Heidelberg New York

Niederau C, Heintges T, Rovati L, Strohmeyer G (1989) Effects of loxiglumide on gallbladder emptying in healthy volunteers. Gastroenterology 97:1331–1336

Stremmel W, Wojdat R, Groteguth M, Zoedler T, Ebener Ch, Niederau C, Becker H, Strohmeyer G (1992) Leberfunktionstests im klinischen Vergleich. Z Gastroenterol 30:784–790

Thomas L (1992) Labor und Diagnostik. Medizinische Verlagsgesellschaft, Marburg

MIX
Papier aus verantwortungsvollen Quellen
Paper from responsible sources
FSC® C105338

If you have any concerns about our products,
you can contact us on
ProductSafety@springernature.com

In case Publisher is established outside the EU,
the EU authorized representative is:
**Springer Nature Customer Service Center GmbH
Europaplatz 3, 69115 Heidelberg, Germany**

Printed by Libri Plureos GmbH
in Hamburg, Germany